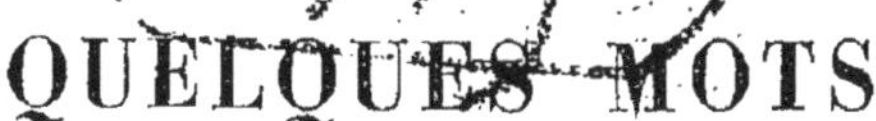

QUELQUES MOTS

A PROPOS

DE L'ORTHOPÉDIE

PAR

L. BECHARD

Fournisseur du Ministère de la Guerre.

PARIS

CHEZ L'AUTEUR, 20, RUE RICHELIEU.

1860

QUELQUES MOTS

À PROPOS

DE L'ORTHOPÉDIE.

PARIS. — RIGNOUX, Imprimeur de la Faculté de Médecine,
rue Monsieur-le-Prince, 31.

QUELQUES MOTS

A PROPOS

DE L'ORTHOPÉDIE

PAR

L. BÉCHARD

Fournisseur du Ministère de la Guerre.

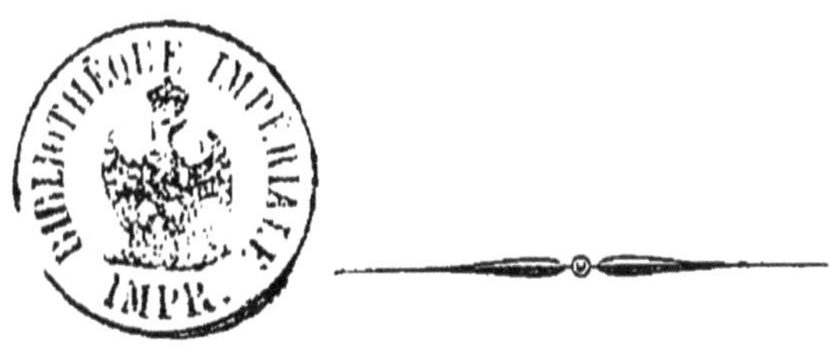

PARIS

CHEZ L'AUTEUR, 20, RUE RICHELIEU.

1860

QUELQUES MOTS

A PROPOS

DE L'ORTHOPÉDIE.

CHAPITRE PREMIER.

Ce n'est pas, je l'avoue, sans une certaine émotion que j'ai entrepris cette petite brochure à propos de l'orthopédie. Il m'a fallu être bien convaincu qu'en répandant davantage les procédés de prothèse artificielle, je rendais un service aux personnes ayant eu malheureusement à subir la perte d'un ou d'une partie de membre.

J'ai compté aussi sur la bienveillance du corps médical, dont mon père, par son travail et l'impulsion énergique qu'il a donnée à cette partie, a su se conquérir l'estime et l'amitié.

Élevé sous sa direction droite et intelligente, j'ai largement puisé, depuis l'âge de raison, dans son grand enseignement pratique, auquel encore maintenant je ne saurais trop avoir recours pour soutenir la réputation si digne qu'il s'est acquise.

Fondée depuis vingt-cinq ans, d'abord dans le faubourg Saint-Germain, rue de Tournon, 15, la maison n'a depuis ce temps, cessé de s'accroître non-seulement comme clientèle, mais comme matériel tout spécial. Il faut visiter un atelier d'orthopédiste pour se rendre un compte exact de la grande diversité du travail ; car, s'il emploie principalement le fer et l'acier, le bois, le caoutchouc, vulcanisé ou non, lui servent à établir ses appareils.

Il est facile par cette description succincte, de se convaincre que cette profession renferme assez d'éléments de travail pour occuper seule l'intelligence d'un homme ; aussi nous élevons-nous avec conviction et force contre les fabricants d'instruments de chirurgie, qui voulant embrasser tout dans leurs établissements, y ont joint, comme supplément, l'orthopédie. Jamais ils n'ont fait progresser cette branche ; l'aveugle routine est leur seul guide, et, lorsqu'ils ont modifié (je ne dis pas inventé, l'histoire de l'orthopédie confirme mon assertion) l'idée mécanique d'un modeste travailleur, nous les voyons s'empresser de faire sonner toutes les trompettes de la Renommée aux cent bouches. La spécialité qui leur appartient est assez belle, le grand nombre d'instruments qu'ils ont perfectionnés pour faciliter le manuel opératoire, et ce qu'ils ont encore à faire, les obligent à rester dans leurs limites ; l'universalité n'est le partage que de quelques très-rares exceptions. En effet, dans leurs ateliers, qui prend les mesures, qui fabrique les appareils, et qui est souvent envoyé auprès des médecins pour recevoir leurs observations ? Des contre-maîtres intelligents, c'est vrai, mais orthopédistes par circonstance. Le bras que porte un artiste célèbre, et le succès qu'il a obtenu, viennent confirmer ce que j'avance.

CHAPITRE II.

Le mot *orthopédie*, formé de deux mots grecs (enfant, droit), s'éloigne de beaucoup de son étymologie ; car, si elle s'applique aux enfants, les adultes sont souvent forcés d'avoir recours à elle. Outre les difformités congénitales, il en est d'autres qui sont produites par les maladies des différents organes de la locomotion; telles sont:

1° Les affections des os, hypertrophie, ramollissement, ankylose, etc. etc.;

2° Celles des muscles, dont la rétraction permanente, sous l'influence de diverses causes qu'il ne m'appartient pas de discuter, vient déformer un membre;

3° La formation du tissu de cicatrice, dont la force, toujours à tendance centripète, est telle qu'il peut incurver jusqu'au fémur, surtout lorsqu'il succède à une perte de substance produite par de grandes et profondes brûlures.

Les conséquences variées de ces différentes affections nécessitent souvent notre intervention.

Enfin, à l'orthopédie proprement dite, s'est jointe dans ces dernières années, une autre branche toute aussi importante, celle qui cherche à remplacer, en imitant aussi parfaitement que possible la nature, les membres ou les parties de membre enlevés par l'art chirurgical.

C'est principalement de cette prothèse artificielle dont nous allons nous occuper.

Il n'y a que quelques années, relativement à l'ancienneté de la chirurgie, que cette branche a fait de notables progrès. Les docteurs en médecine, par leurs profondes études anatomiques, étaient seuls capables de comprendre les indications à remplir; mais, la fabrication des différentes pièces nécessaires à ce leur étant impossible, force leur fut d'attendre que des hommes spéciaux se livrassent à cet art. Nous ne nous attacherons pas à décrire les mauvais appareils, tels que le pilon pour la jambe, et le crochet pour le bras; une visite aux Invalides en apprendra sur ce point beaucoup plus qu'une description.

La vulgarisation des appareils mécaniques eut lieu sous l'Empire. A cette époque, on peut dire qu'il existait une génération d'estropiés, tenant à toutes les classes de la société, et dont quelques-uns, très-riches, offraient de grandes sommes pour masquer le résultat de leurs glorieuses blessures. C'est principalement à partir de cette époque que se firent les premiers membres artificiels à flexion simulant celles des jointures naturelles ; mais tous ces appareils d'un prix excessivement élevé, avaient le grand inconvénient d'être lourds, et les exemples n'ont pas manqué, que beaucoup de personnes préféraient porter, dans leur intérieur, des membres beaucoup moins parfaits, mais incomparablement plus légers, et garder pour s'habiller, si je puis m'exprimer ainsi, ces pièces de luxe. Il n'en est plus de même à présent, notre partie a progressé.

CHAPITRE III.

De la Jambe artificielle.

L'invention de la jambe de bois est fort ancienne ; Percy dit avoir vu des marbres antiques qui représentaient des guerriers rentrant dans leurs foyers avec des jambes artificielles dans leurs bagages. Nous lui laissons en entier la responsabilité du fait. Ambroise Paré paraît être le premier qui, en 1594, proposa un appareil pour remplacer la cuisse et un autre pour remplacer le bras. Ravaton vint ensuite, qui fit confectionner des pieds et des jambes. White fit des pieds en étain, et Wilson en cuir. Addisson donna des articulations mobiles à ces membres, qui furent beaucoup perfectionnés par Bruninghausen; Stark, dans son ouvrage sur les bandages, profitant de la jambe de bois de Bruninghausen, publia une manière avantageuse de remplacer la cuisse.

Dans la confection d'une jambe artificielle, une première difficulté se présente : Où prendre le point d'appui? Lorsque l'amputation a eu lieu dans l'espace compris entre les malléoles et le genou inclusivement, il est impossible de le prendre autre part qu'à la cuisse, et même dans quelques cas, lorsque le moignon fémoral est trop court, sur deux points opposés du bassin. Deux causes viennent empêcher qu'il en soit autrement : la première, c'est que la peau de cette région est doublée de trop peu de parties molles pour former un coussin suffisamment élastique; la seconde, c'est que la section de l'os par la scie étant toujours faite perpendiculairement à son grand axe, il existe alors une arête circulaire très-vive. Dans ces conditions défavorables, la peau ne peut supporter une pression entre deux plans résistants sans être frappée de mortification. Cette première difficulté (prendre le point d'appui) est assez réelle pour avoir empêché pendant longtemps les chirurgiens de pratiquer aussi souvent qu'ils l'auraient désiré l'amputation sus-malléolaire, déjà faite par Ravaton, et dont les imperfections du bout de jambe qu'il avait fait faire avaient nui aux résultats. Ce chirurgien enfermait ce qui restait de la jambe dans une espèce de bottine creuse, faite en bois léger, représentant à peu près la forme du membre sain, bien rembourrée intérieurement, et fixée au-dessus du genou par une courroie circulaire tenant à une tige métallique susceptible de se fléchir quand les mouvements du membre pouvaient l'exiger. L'extrémité inférieure était terminée par un pied tourné, à base large et arrondie. Plusieurs soldats invalides furent à cette époque, gratifiés de cette jambe ; mais aucun ne put en continuer l'usage, parce que tout le poids du corps, en enfonçant de plus en plus le moignon dans son étui, tendait à faire remonter la peau vers le genou, ce qui tiraillait la cicatrice en sens contraire et opérait bientôt sa rupture : aussi fut-il abandonné, et l'incommodité qui résultait pour ces malheureux, d'avoir derrière eux leur grand moignon qui s'accrochait partout, était telle qu'un de ces soldats a sollicité plusieurs fois Sabatier de lui recouper la jambe au lieu d'élection. Graef prétend que ceux auxquels il a pratiqué cette amputation ont pu se servir de sa jambe artificielle ; il va même jusqu'à dire (mais il y a lieu de penser qu'il cède à un mouvement d'enthousiasme) qu'il a connu des individus qui après quelque temps de l'usage de sa jambe, ne regrettaient plus la perte de la leur.

Pour retirer de son usage tout le fruit possible, voici les conditions qu'il est indispensable de remplir.

1° Le moignon doit être disposé convenablement au moment de l'opération, afin qu'il conserve des parties molles suffisantes pour s'adapter exactement aux surfaces qui doivent l'environner.

2° Les surfaces qui dépendent de l'appareil

doivent de leur côté, être adaptées à la jambe de telle sorte qu'aucun vide n'existe entre elles et la périphérie du moignon.

Il donne le nom de coquille à la partie qui reçoit le membre amputé. Pour arriver à un résultat aussi exact que possible, la surface du moignon est recouverte d'un enduit coloré et déposé ainsi dans la coquille. En le retirant ensuite, on reconnaît à l'intérieur de celle-ci les points sur lesquels la jambe a laissé de la couleur, et ceux qui en sont privés ; à l'aide d'un certain nombre de successives empreintes, on doit arriver à ce que la surface entière de la gaîne se trouve couverte de la couleur donnée au moignon. Quel que soit le soin qui préside à la confection de cette pièce et au point d'appui qu'elle prend au-dessus du genou, la pression périphérique de cette gaîne refoulera toujours en haut les parties molles, et, quoiqu'il n'en fasse pas mention, on peut craindre, avec la jambe de Graef, les accidents qui résultent de celle de Ravaton, et qui l'ont fait abandonner.

Le point d'appui étant déterminé, il fallait imiter la nature. Examinons, au point de vue de la question qui nous occupe, la station et la progression en avant.

1° Pour que la station ait lieu, il faut que la ligne perpendiculaire qui descend du centre de gravité tombe dans un des points du parallélogramme formé par la base de sustentation.

2° Quant à la progression, nous remarquons d'abord la flexion simultanée de la jambe sur la cuisse, et de cette dernière sur le bassin, avec extension correspondante du pied, qui ne touche plus le sol que par sa pointe, puis l'extension de la jambe sur la cuisse, détachant du sol la pointe du pied qui reste en extension pour venir de nouveau remonter le sol, lorsque, par suite du déplacement du centre de gravité, le corps sera porté en avant. La marche gracieuse de quatre conscrits apprenant le pas ordinaire au commandement d'un caporal est l'application réglementaire de cette théorie. Empressons-nous d'ajouter que chez le plus grand nombre ce n'est pas la pointe du pied qui vient la première supporter le poids du corps, mais bien le talon; la quantité de chaussures déformées en ce point vient à l'appui du fait que j'avance. C'est même sur ce dernier que se prend le premier point d'appui de toutes les jambes artificielles, à quelque système qu'elles se rapportent.

Ceci étant posé, comment a-t-on procédé ?

Le pied, fait en bois léger, tel que le tilleul, qui à cette qualité réunit la solidité, offre une brisure correspondante aux articulations métatarso-phalangiennes ; il s'articule avec la tige creuse qui représente la jambe, par une saillie pénétrant dans une mortaise. Ces deux dernières parties sont unies par une vis allant d'une malléole à l'autre. Creusée à l'intérieur, pour lui donner d'abord plus de légèreté, la jambe renferme un ressort, dont l'action continue tient le pied dans une flexion forcée relativement à celle de la nature ; pendant la marche, la pression du poids du corps sur le talon ramène le pied dans l'extension nécessaire à l'accomplissement de cet acte. Le reste de la jambe se compose de deux attelles en fer, d'un manchon en cuir, lacé sur la cuisse, et d'une articulation mobile, pour permettre au niveau du genou la flexion de la jambe. Lorsque l'amputation a eu lieu à la cuisse, il faut remplacer l'articulation fémorotibiale. Jusqu'à présent, dans ce cas, on s'était contenté de la supprimer (à cause de la grande difficulté d'exécution), comme articulation efficiente pendant la progression. Les amputés étaient dans les conditions d'un homme ayant un pilon ou une ankylose du genou ; mais, comme ce membre en extension permanente était d'une grande incommodité, sa flexion était obtenue à l'aide d'un verrou réunissant les deux tiges rigides et dont la détente se fait avec la main.

Désirant remplir cette lacune, nous nous sommes livré à des recherches à ce sujet, et nous sommes en mesure de donner prochainement aux amputés de la cuisse une jambe dont l'articulation du genou fonctionnera seule comme le fait déjà celle tibio-tarsienne. Lorsque nous avons à remplacer les membres enlevés par une double amputation, il est de toute nécessité que les deux pseudo-jambes soient d'une longueur moindre que celles qui ont été enlevées ; la raison de ce est qu'en raccourcissant les deux soutiens, nous rapprochons de la terre le centre de gravité, ce qui donne une plus grande facilité pour trouver l'équilibre nécessaire.

CHAPITRE IV.

De l'Avant-Bras et de la Main artificiels.

Les difficultés que l'on éprouve à remplacer par des machines les membres inférieurs, peuvent jusqu'à un certain point être surmontées. Ces difficultés s'accroissent bien plus lorsqu'il s'agit de remplacer les membres supérieurs ; car ces membres possèdent non-seulement des mouvements généraux de flexion et d'extension, un plus grand nombre de mouvements partiels, mais il y a de plus au poignet ceux de pronation et de supination, dont la jambe n'a nul vestige. Nous savons qu'il sera toujours impossible de remplacer la main de l'homme, cette admirable création de la nature, qui renferme la force, et une précision incroyable, que la civilisation développe toujours de plus en plus en la généralisant; mais, tout en ayant conscience de notre infériorité, lorsque nous essayons de lutter avec le grand organisateur de l'univers, nous espérons prouver, par la description d'un appareil de notre invention, qui sera faite ultérieurement, que, tout en restant bien en arrière du modèle, nous avons, relativement à nos derniers concurrents, réalisé un immense progrès.

Ambroise Paré donne le dessin et l'explication d'un de ces instruments, destiné à remplacer le bras ; il est en fer battu, et renferme dans son intérieur des ressorts propres à le faire mouvoir dans le sens des articulations naturelles, tant du coude que du poignet et des doigts. Cette machine fort ingénieuse, conçue et exécutée par un habile serrurier de cette époque, nommé Lorain, était tellement lourde, que les malades ne pouvaient la supporter longtemps. Il donne aussi le dessin d'une main fabriquée d'après les mêmes principes, et pouvant convenir aux personnes qui ont eu l'une des extrémités supérieures amputée immédiatement au-dessus du poignet.

Cette main artificielle, que l'on couvre ordinairement d'un gant de peau, s'adapte au moignon par le moyen de courroies qui appliquent, avec plus ou moins de force, deux tiges aplaties et contournées en forme de gouttières, qui y sont soudées sur toute la longueur de l'avant-bras. Elle exécute avec assez de précision la flexion, l'extension, et même la préhension des objets, quand on touche un ressort placé à la face palmaire du poignet, sous le bord de la manche de l'habit.

La main de fer du chevalier Gotz, de Berlichingen, a joui dans l'Allemagne, d'une grande célébrité. Ce brave avait eu la main droite emportée par un biscaïen pendant le siége de Landshut ; lorsque la blessure fut guérie, un mécanicien de Nuremberg lui confectionna une main en tôle, qui était attachée au moignon. Gotz vante les grands services qu'elle lui a rendus dans les combats. Les descendants du chevalier ont conservé cette main jusqu'à ce jour dans le château de leur aïeul, à Jaxthausen. Joseph II, empereur d'Autriche, en fit faire une copie pour l'*Instrumentarium* de Vienne. Cette main, attachée au bras droit, laisse mouvoir les doigts à l'aide de l'autre main et de petites roues placées dans les articulations, selon plusieurs directions ; elle se plie facilement au poignet ; un petit ressort qui est ouvert ou fermé par la main gauche lui permet de tenir ou de lâcher une épée.

Ce qu'inventa, au XVIe siècle, un mécanicien inconnu de Nuremberg, inspira trois cents ans après, à M. Ballif, de Berlin, l'idée de confectionner un appareil plus simple. Cette main, au lieu de peser 3 livres comme celle de Gotz, n'en pesait qu'une, et pouvait en outre se prêter à tous les mouvements de flexion et d'extension ; elle saisit facilement les objets légers, comme du drap, du cuir, un chapeau, et même une plume à écrire. Dans cette main, chaque phalange représente une quille creuse, un peu comprimée sur les faces dorsale et palmaire : l'union des phalanges se fait par la réception de l'extrémité amincie de l'une dans l'extrémité plus large de l'autre ; la dernière phalange seule est fermée à son extrémité unguéale pour représenter le bout du doigt. Chacune des premières phalanges s'articule avec un prolongement appliqué dans le creux de la main et s'y trouve solidement fixée ; toutes les phalanges sont largement échancrées du côté de leur face palmaire, vers leur extrémité supérieure, afin de pouvoir être fléchie à angle droit sur celle qui précède. La face dorsale reste intacte, au contraire, afin de prévenir le chevauchement pendant l'extension. Pour faciliter l'action de la corde à boyau qui glisse dans leur cavité et l'usure qu'entraînerait le long usage de la main, les bords des phalanges sont légèrement courbés en dedans et bien arrondis. La moitié inférieure de la face palmaire de chacune d'elles, excepté la troisième, offre une échancrure peu large qui sert à recevoir de petits ressorts pendant la flexion des doigts.

Un sillon est creusé sur la face dorsale de tous les doigts, afin de recevoir la corde à boyau. Pour empêcher le déplacement de celle-ci et compléter la rondeur du doigt, ce sillon est couvert d'une petite plaque en fer-blanc.

Les articulations des phalanges sont traversées transversalement par des ferrets en acier rivés à leurs extrémités ; ces rivets sont situés en arrière des ressorts et ne gênent en aucune façon le mouvement de ces derniers.

La main elle-même est creuse comme le reste; elle est composée de deux coquilles attachées au niveau de leurs bords par des vis. Le bord inférieur de la main présente les quatre prolongements qui servent d'attache aux doigts, et un pour le pouce; le bord supérieur est lié à la gaîne du bras à l'aide de trois rivets.

La gaîne de l'avant-bras est formée de deux moitiés, dont l'une est liée à la main, et dont l'autre s'ouvre à l'aide de charnières pour recevoir le moignon. A la surface intérieure de la gaîne est soudé un étui étroit et aplati en fer-blanc, qui sert de conduit aux cordes à boyau, tout le long de la gaîne.

Nous voici enfin arrivé aux parties qui servent à produire le mouvement de la main artificielle. La flexion des doigts a lieu à l'aide de forts ressorts en spirale qui passent d'une phalange à l'autre. Ces ressorts s'attachent par un ferret près de l'extrémité supérieure de la face palmaire de la troisième phalange ; de là ils montent obliquement et sont attachés à l'extrémité supérieure de la face dorsale des secondes phalanges. Chaque ressort est double, afin d'augmenter la force et de continuer son action dans le cas où l'un des deux viendrait à se rompre; par leur tension, ils produisent la flexion à angle droit, et ainsi de suite pour chacune des articulations, de manière à fermer complétement le poing.

L'extension se produit à l'aide des cordes à boyau; celles-ci s'insèrent à la face palmaire de chaque phalange et se logent dans le sillon qui répond à leur dos. Arrivées dans la cavité palmaire de la main, ces cordes, de la grosseur d'un ré de violon, sont attachées de la manière suivante: dans la cavité du métacarpe, se trouve placé, de manière à y être assez libre, un triangle de fil de laiton fort, dont le côté le plus long se dirige du bord cubital au bord radial de la main, et dont les deux autres côtés se réunissent en haut en angle obtus, distant du plus long côté d'environ un pouce. Cet angle se termine par un anneau solide, destiné à fixer les cordes qui se dirigent vers le bras. Sur le côté long du triangle, sont appliqués quatre petits anneaux qui correspondent aux doigts et doivent recevoir les cordes qui en viennent. Les deux cordes qui partent de l'anneau supérieur du triangle, de la force d'un ré de violoncelle, passent par le tuyau plat de la gaîne et vont se fixer à son bord supérieur ; leur tension entraîne le triangle et, avec lui, les cordes à boyau qui passent sur la face dorsale des doigts. La force des ressorts est surmontée et l'extension produite ; leur relâchement est suivi du retour des doigts à la position fléchie par l'action élastique des ressorts placés à la face palmaire.

Le moignon étant reçu dans la gaîne, des courroies servent à le retenir solidement engagé dans l'appareil ; de plus, ces courroies, qui entourent l'avant-bras et le bras, servent à maintenir appliquées sur le membre les cordes qui se rendent jusqu'à l'épaule. Leur extrémité supérieure se trouve fixée définitivement en s'engageant dans une boucle qui est elle-même arrêtée à l'aide d'une courroie qui entoure le tronc.

Moyennant cette disposition, on peut raccourcir les cordes à volonté : il suffit en effet d'étendre l'avant-bras sur le bras pour opérer ce raccourcissement et par suite l'extension des doigts.

La main entière est recouverte d'un gant de peau rembourré de manière à représenter la forme naturelle du membre.

Nous arrivons maintenant à l'appareil de M. Van Peeterssen, qui en définitive n'est qu'une copie proportionnée de celui de M. Ballif, de Berlin. C'est toujours un système de tirage par cordes à boyau et ceinture sur le tronc pour point d'appui. Tous deux n'imitent que très-imparfaitement la main naturelle, et leurs mouvements sont, en réalité, aussi gracieux que ceux que les enfants font faire à une patte de poulet qui vient d'être coupée en tirant sur les tendons extenseurs.

Arrivons maintenant à la description de notre main et de notre bras artificiel.

Le point d'appui est un manchon lacé, supporté par deux attelles en fer se fixant sur le bras.

L'articulation du coude n'offre rien de particulier.

L'avant-bras et la main se composent de trois pièces mobiles en bois creusé.

1° La partie supérieure est fixée à l'aide des deux attelles qui servent à l'articulation du coude et qui s'y terminent.

2° La seconde partie, tout entière en bois, correspond aux deux tiers inférieurs de la longueur totale ; elle porte à sa partie supérieure un chariot mobile, roulant à l'aide de galets d'os qui glissent sur une plaque de fer circulaire, grâce à quoi les mouvements sont très-doux. Cette disposition permet à cette partie, sur la supérieure, un mouvement de quart de cercle, qui, se transmettant à toute la partie inférieure, simule la rotation du membre en dehors. Celui-ci est maintenu normalement en pronation par un ressort en spirale fixé au haut de la pièce dans le centre du chariot, et dont l'action permanente acquiert toute sa force quand le tirage cesse. Développons donc ce mécanisme : une seule corde à boyau, partant du haut de cette pièce, et en communication à l'aide de deux petites poulies avec le chariot, remonte tout le long du membre amputé, passe derrière l'épaule, et va gagner obliquement la ceinture du pantalon, à la bretelle de la hanche opposée.

Lorsque le bras est porté dans l'abduction, cette corde, se tendant, agit sur le chariot, qui, exécutant son quart de rotation sur son axe, entraîne avec lui toute la partie inférieure de l'appareil dans la rotation en dehors, c'est-à-dire en supination ; quand au contraire l'abduction est remplacée par l'adduction, le ressort en spirale que nous avons indiqué entre en action et ramène le bras, par un mouvement inverse, dans la position normale, qui est la pronation.

Voilà déjà un premier progrès réel : le membre simule la pronation et la supination.

La deuxième pièce, qui exécute ce quart de rotation, porte au centre du plateau supérieur qui la termine, une tige droite descendant dans son intérieur suivant son axe. Cette tige, qui dans une longueur suffisante, est entourée d'une vis sans fin, supporte, au niveau de cette vis, un écrou horizontal qu'elle élève en supination et abaisse en pronation. L'écrou lui-même donne attache, à ses extrémités, à deux branches en fer parallèles, venant se terminer un peu au-dessus de l'articulation du poignet par deux boutonnières métalliques transversales. Ces boutonnières pénètrent dans une découpure, correspondante à chacune d'elles, dans la plaque en tôle qui finit cette deuxième pièce ; elles viennent se rattacher aux tirages des doigts. Comme l'action de la vis sans fin sur l'écrou se manifeste pendant la rotation, les deux branches qui le terminent, s'élevant en supination, agissent sur les tendons extenseurs des doigts et les font agir.

Deuxième progrès réalisé : le bras fonctionne à l'aide d'une seule corde de tirage.

Le troisième est bien plus important ; voici en quoi il consiste :

La main qui termine le bras artificiel, exposée par son usage à toute espèce de frottement, se salit avec facilité ; et puis il faut, selon les cas, pour que l'imitation reste parfaite, qu'elle soit nue ou gantée.

Après beaucoup de recherches, nous avons trouvé un système de dégrafement du poignet par la pression, à l'aide de l'autre main, sur un bouton caché sous la manche de l'habit. On comprendra sans peine combien il nous a fallu de travail pour arriver à combiner un système qui nous permît de scinder complétement notre bras, d'en changer la main, et de rétablir instantanément l'action des tendons extenseurs et fléchisseurs. Pour ce, la jonction du poignet avec la deuxième pièce du bras, dont nous avons décrit si soigneusement le mécanisme, se fait un peu au-dessus de la place qu'occupe l'articulation radio-carpienne, qui existe au-dessous; à l'aide d'un pignon bidenté entrant dans une mortaise découpée à la face inférieure de ladite seconde pièce brachiale. De chaque côté de ce même pignon, deux boutons à têtes coniques surmontent un collet plus petit et font saillie; ces boutons répondent aux tirages des doigts, divisés en deux faisceaux. Les deux parties se réunissent en faisant pénétrer, dans une position oblique, le pignon dans la mortaise; puis on fait décrire au poignet un mouvement de rotation d'un quart de cercle à la façon d'une attache de baïonnette, et, lorsque la rotation est terminée, les deux boutons métalliques viennent s'agrafer dans les deux boutonnières horizontales qui terminent les deux branches de l'écrou mobile indiqué plus haut.

Enfin nos doigts, sculptés en bois avec soin, ne laissent voir à l'extérieur aucun mécanisme; tout est intérieur. Nous avons supprimé la corde à boyau, comme force agissante, et les ressorts en spirale, comme force résistante. Une simple lame d'acier flexible, placée intérieurement et en demi-flexion, est disposée de telle sorte qu'en tirant sur la partie supérieure, elle produit l'extension, et son mouvement opposé, quand l'action cesse. Le pouce seul est mu (à l'aide de deux poulies de renvoi le reliant au tirage général) de telle sorte que lorsque les doigts sont en extension, il exécute le même mouvement, mais encore il est entraîné dans l'abduction pour redevenir fléchi, et dans l'adduction au repos. De plus, nous avons eu le soin non-seulement de mettre à sa place anatomique l'articulation métacarpo-phalangienne, mais encore nous avons pu figurer les rainures longitudinales qui les séparent : ce qui, n'ayant jamais été fait avant nous, nuisait à la forme de la main et la rendait disgracieuse et fausse. L'idée de ces deux dernières innovations nous a été donnée par M. le comte de Beaufort, dont la philanthropie éclairée s'est beaucoup occupée de cette question.

En résumé, notre bras, à l'aide d'un unique point de tirage placé en pronation, exécute d'abord le mouvement de supination, puis consécutivement l'extension des doigts et l'abduction du pouce : la main se trouve alors toute ouverte.

La description qui précède s'applique à un appareil ayant pour objet de remplacer l'avant-bras amputé au-dessous de l'articulation huméro-cubitale.

Si au contraire nous avons à remplacer un membre amputé à la partie inférieure de l'humérus, ou à une désarticulation du coude, nous ajoutons un brassard entourant l'humérus opposé à l'amputation, à sa partie supérieure. Ce brassard nous sert à prendre point d'attache pour une corde de tirage, qui, après avoir transversalement passé d'une épaule à l'autre, vient, en longeant l'appareil, aboutir à la partie supérieure et interne de l'avant-bras, et destinée à produire la flexion du coude. Ce tirage, modérément tendu dans la position normale de l'homme debout, agit lorsque l'on porte le bras sain dans l'abduction : les deux points d'attache s'éloignant l'un de l'autre, le coude est fléchi.

Il est facile de se convaincre, par cette description, que nous avons profondément modifié le système des bras artificiels ; car il est de toute évidence, et hors de toute contestation, que le dégrafement du poignet nous appartient en propre, n'a jamais été fait avant nous, ainsi que la pronation et la supination simulée et l'unique corde de tirage.

Pour terminer cette légère esquisse orthopédique, nous ajouterons quelques mots sur les autres appareils que nous confectionnons plus spécialement.

CHAPITRE V.

Du Corset.

Nous ne saurions trop recommander son usage de bonne heure, dans les cas qui exigent son application. Combien voyons-nous de jeunes personnes mal faites, chez lesquelles ce désagrément eût pu être évité ! Si la vue se repose agréablement sur un buste de femme bien développé, il y a sous cette perfection de la forme, des perfections organiques d'une grande importance. Aussi MM. les docteurs font-ils journellement tous leurs efforts pour donner à leurs jeunes clientes des exercices de telle sorte, qu'elles obtiennent ce résultat ; et c'est pourquoi, lorsqu'ils en observent une dont le développement de la poitrine se fait mal, ils s'empressent de lui ordonner la gymnastique, la natation, etc. C'est qu'ils savent que, dans une cavité thoracique large et spacieuse, le jeu des poumons se fait plus à l'aise ; et quand ces organes fonctionnent aisément, non-seulement la circulation et la revivification du sang ne s'en opèrent que mieux, mais encore l'organisme entier, acquérant de la force, est plus apte, surtout chez la femme, à remplir sa mission reproductive, et puis subit beaucoup moins les influences débilitantes si fréquentes dans la société des grandes villes, lesquelles influences, chez les personnes de complexion délicate, engendrent ces deux terribles maladies, la phthisie et le rachitisme, qui, ne se contentant pas de tuer les personnes qui en sont atteintes, se transmettent encore d'une génération à l'autre.

Notre corset se compose d'une ceinture métallique résistante, garnie de goussets en cuir, prenant son point d'appui sur les hanches; de chaque côté de cette ceinture, de forme ovale, aux deux points extrêmes de son grand diamètre, s'élèvent deux tuteurs d'acier, terminés par deux crosses rembourrées qui se fixant sous les aisselles, soutiennent complétement le tronc à sa partie supérieure; des épaulettes ou courroies en cuir, se croisant en arrière, viennent consolider les différentes parties.

A l'aide de vis sans fin placées transversalement à l'union des tiges avec la ceinture, et agissant sur des demi-roues dentées, nous pouvons communiquer aux tuteurs métalliques deux mouvements tout à fait opposés, et qui sont de la plus grande importance :

1° Nous les rapprochons ou les éloignons ensemble ou séparément de l'axe du corset;

2° Nous les inclinons avec la même indépendance, plus ou moins en avant ou en arrière, leur faisant quitter autant qu'il est nécessaire la perpendiculaire qu'ils représentent normalement.

Mais un corset construit de cette manière ne parviendrait pas à remplir toutes les indications; il n'en remplit qu'une seule, celle de dégager du poids de la tête et des épaules la colonne vertébrale. Aussi convient-il aux maladies de Pott plus particulièrement.

Presque toujours, quand la colonne vertébrale se dévie, l'épaule correspondante à la convexité de l'arc fait une saillie plus ou moins prononcée, et quand l'incurvation est antérieure, les deux épaules font saillie. Pour remédier à ce déplacement consécutif, nos deux tiges métalliques portent à la partie moyenne de chacune d'elles, et en arrière, une plaque rembourrée, en forme d'aileron, qui, se rapprochant ou s'éloignant du centre du corset, à l'aide de la même clef ou à l'aide de courroies qui font marcher les tiges métalliques, compriment plus ou moins les côtes sur lesquelles elles s'appuient en bas du scapulum. Nous avons préféré prendre ce point d'appui peut-être plus difficile à saisir, mais beaucoup plus certain que l'omoplate, dont les mouvements du bras font à chaque instant changer de position.

Résistant et léger tout à la fois, notre corset peut parfaitement se dissimuler sous le corsage de la robe.

CHAPITRE VI.

Du Pied bot.

Il ne nous appartient pas de décrire les différentes espèces de pieds bots, et les causes qui leur donnent naissance ; cependant, au point de vue qui nous concerne, nous nous sommes, comme orthopédiste, occupé de cette importante question, la ténotomie des tendons de la jambe et du pied se vulgarisant tous les jours davantage. Nous ne donnerons pas la description de nos appareils ; nous nous contenterons de dire qu'ils permettent le redressement du pied dans tous les sens : adduction, abduction, rotation en dedans et en dehors, élévation ou abaissement de la pointe du pied. Nous devons aussi reconnaître que l'application et l'usage de ces machines sont toujours très-douloureux, et même que quelquefois ils ne peuvent être supportés par les jeunes malades, chez lesquels on les emploie le plus fréquemment. Nous connaissons des faits, où sous peine de voir surgir de formidables accidents, tels que l'inflammation, une surexcitation nerveuse grave, et quelquefois même des convulsions, il a été de nécessité absolue de les supprimer. Ceci est leur point vulnérable, car non-seulement dans ces cas leur suppression est urgente et il faut recommencer une opération habilement faite; mais encore, sans avoir à redouter ces graves complications, la douleur que ces machines occasionnent en fait redouter l'usage par les parents; et lorsque le chirurgien les a posées en déterminant des cris, il n'a pas tourné le dos, que la mère, le traitant de barbare, s'empresse de relâcher les courroies. Il est juste de dire que si dans ces cas l'opération ne réussit pas, la famille s'empresse de mettre l'insuccès sur le dos du médecin.

Pour remédier à cet inconvénient, nous avons imaginé un appareil à ressorts continus et gradués de force à volonté, remplaçant les vis des appareils ordinaires. Disons de suite qu'il ne peut remplacer les autres appareils ; mais il peut accoutumer graduellement à leur usage, en commençant un traitement. On ne sera donc plus forcé d'abandonner une opération inachevée, et lorsque la guérison sera presque obtenue, on pourra l'employer comme régularisateur des mouvements pendant un temps déterminé, selon le cas. Nous nous bornerons à ces généralités sur le pied bot.

CHAPITRE VII.

Du Torticolis.

Comme le pied bot, il peut être congénital ; il existe plus souvent à droite qu'à gauche. M. le Dr Bouvier, sur 27 cas, en a trouvé 18 de ce côté. Il dépend aussi de bien d'autres causes, dans les détails desquelles nous n'avons pas à entrer.

Cette difformité donne un galbe ridicule. La tête est inclinée vers l'une des épaules ; avec cette inclinaison, il y a une rotation qui tourne la face du côté opposé : le cou paraît plus large et plus haut, soit qu'on le regarde en avant ou du côté de la nuque.

Jusqu'à présent, l'appareil le plus convenable a été indiqué par M. Bouvier. C'est une modification de la minerve de Delacroix ; nous lui en empruntons la description abrégée.

Il est constitué par trois parties essentielles : la ceinture, la couronne et la tige. La ceinture, solidement fixée autour du bassin, sert de base de sustentation ; la couronne, destinée à saisir la tête, est formée d'une portion de cercle métallique, qu'une courroie complète en avant ; elle s'adapte exactement à la circonférence de la tête, qu'elle retient en outre au moyen de prolongements appliqués sur l'apophyse mastoïde et au devant de l'oreille, du côté opposé à la contracture ; une courroie qui passe sur le sommet de la tête l'empêche de descendre, et la mentonnière borne son ascension.

C'est dans la tige que réside toute la puissance ; elle porte trois brisures principales : l'une à la partie inférieure, munie d'une vis sans fin, permet d'incliner la tête de droite à gauce, et *vice versa;* la deuxième, ou moyenne, est disposée de manière à rendre possibles la flexion et l'extension directe; la troisième, qui est assez près de la couronne, est construite de façon à rendre le mouvement facile dans toutes les directions. Une coulisse permet l'allongement de la tige, et sert à exercer sur la tête un effort plus ou moins grand de bas en haut; enfin une charnière, placée près de cette coulisse, laisse au malade la liberté de porter la tête en arrière, mais non de la fléchir en avant.

Il est de toute évidence que dans les cas graves de torticolis, l'appareil de ce savant et honoré docteur réunit toutes les conditions favorables pour une guérison parfaite.

Nous avons, de notre côté, combiné pour cette affection un collier qui, beaucoup plus léger, plus facile à supporter, surtout pendant la nuit, remplit néanmoins toutes les indications.

Il se compose d'un gorgerin en tôle, recouvert de peau, rembourré dans toute sa partie interne et ses bords; ce gorgerin s'ouvre au moyen d'une charnière postérieure, et se ferme en devant par un verrou à vis.

Sur la surface inclinée en dehors, s'élèvent (deux en avant, deux en arrière) quatre petits montants en acier, reliés à ceux du même côté par une lame quadrangulaire en métal, contournée presque en demi-cercle, et garnie de dents à son bord inférieur. Chacune de ces lames latérales porte une tige métallique perpendiculaire, aplatie de dedans en dehors, mobile en avant et en arrière à l'aide d'une clef faisant marcher une vis qui la transforme en un chariot pouvant parcourir toute l'étendue du demi-cercle. Au moyen d'une autre vis sans fin, elle peut incliner sa partie supérieure plus ou moins vers le centre du collier.

En outre, creusée à l'intérieur, elle renferme une seconde pièce analogue à un cric, qui permet d'augmenter ou de raccourcir sa hauteur; comme dans le cric, un encliquetage à ressort fait arrêt au point voulu. Chacune de ces tiges supporte une pièce métallique rembourrée aussi, élargie en avant, où elle embrasse exactement le maxillaire inférieur un peu en avant de la symphyse du menton, et arrondie en arrière pour se mouler sur le cou.

On se rendra facilement compte, par ces détails, de toutes ses applications, en se rappelant que, seul, le point d'appui sur la base du cou est fixe, tandis que toutes les autres pièces sont mobiles en avant, en arrière, en haut et en bas; l'indépendance de chacune des tiges est complète. Il est donc possible, à l'aide de ce collier, d'imprimer à la tête tous les mouvements nécessaires.

CHAPITRE VIII.

Des Béquilles.

Nous avons apporté dans la fabrication des béquilles une modification importante.

Dans les béquilles ordinaires, le sabot terminal étant fixé solidement à la tige, sa surface est toujours perpendiculaire à l'axe de la béquille elle-même. Il résulte de cette disposition un grand inconvénient : c'est que si on vient à écarter plus ou moins la béquille de la ligne perpendiculaire, elle ne repose alors sur le sol que par un certain nombre de points tangentiels à la circonférence du sabot, et dans cette position elle est sujette en glissant à déterminer la chute de la personne qui en fait usage ; et, lorsque c'est dans la convalescence d'une fracture, non-seulement le cal peut se rompre à nouveau, mais encore il peut se produire une rupture osseuse en un autre point.

Tout le monde prévoit les conséquences fâcheuses que, dans ces cas déterminés, cet accident peut avoir, surtout chez les vieillards.

Pour remédier à cela, nous avons imaginé un sabot à rotation réuni avec la tige, de telle sorte que, même lorsqu'on incline celle-ci à 45 degrés, la surface du sabot est parallèle au sol.

L'articulation coxo-fémorale nous a servi de modèle. En effet, notre sabot se termine à la partie supérieure par une surface ronde, représentant les deux tiers d'une sphère. Cette surface est reçue dans une cavité concentrique égale à la sphère qui se trouve à la partie terminale de la tige. Un fort ressort à boudin, fixé solidement aux parties centrales, réunit ces deux pièces ; il remplit l'usage du ligament rond, mais il a beaucoup moins de laxité.

Nous ajoutons aussi, pour plus de sécurité, et quand on nous le demande, une tige d'acier pointue inférieurement, mue par un levier angulaire placé près de la poignée et que le doigt fait mouvoir. Il suffit de soulever l'anneau moteur pour que la tige exécute un mouvement descendant avec assez de force pour dépasser la base du sabot, qui alors est remplacé par une pointe vive. On peut donc se servir de la béquille modifiée de la sorte, sur la glace ou toute autre surface lisse et polie, avec la plus entière sécurité.

Enfin, pour les personnes qui voyagent ordinairement en voiture, une espèce de nos béquilles peut se ployer en deux morceaux que l'on réunit instantanément et solidement, à l'aide d'un verrou en métal et très-facile à manœuvrer.

Ces légères innovations, par leur grande simplicité et la justesse de leur application, sont, croyons-nous, appelées à rendre d'importants services.

CHAPITRE IX.

Des Bandages.

Nous terminerons cette légère esquisse orthopédique par quelques mots sur les bandages. Mais que le lecteur, en voyant ce titre, ne s'alarme pas : nous n'avons pas l'intention de lui faire passer en revue leur longue liste. Nous avouons de prime abord que nous n'avons aucune prétention à la prétendue cure radicale, sur laquelle beaucoup de nos confrères raisonnent comme M. Jourdain faisait de la prose ; nous n'avons, à notre honte, pas même inventé le bandage régulateur, les pelotes mobiles, médicamenteuses, etc. etc. etc., qui ne peuvent avoir de succès qu'à l'aide de vertus magiques, quoique nous soupçonnions un peu la quatrième page des grands journaux d'en être la fée protectrice. Plus modeste, nous construisons avec le plus grand soin le bandage anglais importé en France par M. Wickham, père de notre honorable confrère le Dr Wickham, et le bandage à pelote fixe ou brayer, qui remplissent les seules et vraies indications du bandage dans la grande majorité des cas.

Une circonstance particulière nous a fait chercher à rendre le brayer plus facile à dissimuler.

Voici le fait qui a motivé nos recherches :

Un jeune homme, porteur d'une hernie inguinale, se présenta chez nous il y a déjà quelque temps. Nous lui fîmes voir nos bandages, mais il les trouvait tous trop apparents. Étant sur le point de se marier, il ne voulait pas montrer son infirmité à sa jeune femme. Nous comprîmes ce qu'il y avait de désagréable pour ce monsieur à paraître, devant sa jeune épouse, porteur d'un appareil inusité dans le boudoir de Vénus, et dont la vue est moins qu'érotique. Dans cette circonstance, il nous vint à l'idée de construire un bandage composé d'une simple lame d'acier et d'une pelote. La lame d'acier, bien arrondie et bien polie, fut formée de plusieurs pièces réunies à l'aide de charnières à arrêt fixe en arrière, et disposées de telle sorte que lorsque le bandage est ouvert, il forme un tout bien complet; mais aussi, lorsque les charnières sont fermées, il peut, tellement son volume est minime, être caché n'importe où, même dans la poche du pantalon.

Comme on le voit par cette courte description, nous ne sommes inventeur que de très-peu de chose, si on compare nos résultats avec les merveilleux succès que se vantent d'obtenir certains de nos confrères, dont les noms, en caractères de plusieurs mètres de hauteur, s'étalent sur les murs, et, en caractères moindres, dans les pavillons couverts que l'édilité municipale a eu la prévoyance de distribuer de distance en distance sur les grandes voies.

Nous croyons devoir prévenir le monde médical, en terminant cette petite brochure, que nous nous occupons très-activement de confectionner un appareil produisant, outre les effets du lit mécanique, ceux du corset orthopédique; enfin nous avons apporté une très-grande amélioration dans les moyens contentifs, très-incomplets jusqu'ici, employés pour immobiliser le bassin et le fémur dans la coxalgie.

L. BÉCHARD.

www.ingramcontent.com/pod-product-compliance
Ingram Content Group UK Ltd.
Pitfield, Milton Keynes, MK11 3LW, UK
UKHW021518260726
13993UKWH00004B/1751

9 782329 094656